DE L'HYDROTHÉRAPIE

DANS UN CAS

DE PARALYSIE DES SYSTÈMES NERVEUX

SENSITIF ET MOTEUR;

PAR LE DOCTEUR H. BOURGUIGNON,

Médecin en chef de l'Établissement hydrothérapique de Bellevue,
Lauréat de l'Institut,
Membre de la Société de médecine de la Seine,
de la Société de biologie, de la Société d'hydrologie,
Chevalier de la Légion d'honneur.

L'eau, en tant qu'agent médicateur, et quels que soient sa composition chimique et son degré de température, est appelée à prendre une grande place dans la thérapeutique générale; et déjà de nombreux travaux ont démontré quelles ressources elle peut offrir dans les paralysies, dans les maladies diathésiques (herpétiques, goutteuses, rhumatismales, syphilitiques et autres).

L'exposition du fait que je désire faire connaître, prouvera une fois de plus l'efficacité de l'hydrothérapie, et, pour lui donner un plus grand intérêt, j'y ajouterai quelques considérations sur les paralysies en général.

Le 18 mai 1861, entre à l'établissement de Bellevue, M. Cl..., âgé de 31 ans; il m'est adressé par M. le docteur Briquet et M. Meunier, interne à l'hôpital des Enfants. La lettre de consultation qu'il me remet de la part de ces confrères porte ces mots : « Cette paralysie que nous ne pouvons rattacher à une lésion des centres ner- » veux, nous semble devoir être traitée par l'hydrothérapie, le fer, le quassia amara, » le quinquina, etc. »

Il n'y a rien à noter dans la santé des parents de M. Cl... qui puisse ici être de quelque intérêt; il n'a eu, dans son enfance et son adolescence, aucune maladie sérieuse. Vivant à Paris depuis l'âge de 21 ans, il y est resté bien portant jusqu'à 29 ans.

A cette époque, en 1859, il prit un jour un bain froid *prolongé*, après avoir fait une marche longue et fatigante, et il ressentit après ce bain, dans la région rénale gauche, une douleur qui présenta bientôt tous les caractères d'une névralgie, d'une colique néphrétique, et fut suivie d'hématurie. Cette maladie ne fut que passagère, et ne laissa aucun trouble dans les voies urinaires.

En janvier 1861, M. Cl... fut pris d'un coryza si violent qu'il eut toute la gravité d'un rhume et se prolongea pendant les mois de février, de mars et d'avril, c'est-à-dire jusqu'à l'invasion de la maladie pyogénique qui a eu pour conséquence les paralysies dont nous parlerons tout à l'heure. Ce coryza détermina la sécrétion de mucosités nasales très abondantes, et en dehors de toutes les proportions avec ce que l'on constate en pareil cas.

Enfin, dans les derniers jours du mois d'avril, un furoncle se développe à la commissure postérieure des fesses, en avant de l'extrémité du coccyx, et se termine par un abcès ; huit jours après, un deuxième, puis un troisième furoncle se déclarent sur la région des fesses correspondant aux tubérosités sciatiques ; enfin quelques jours plus tard, un quatrième abcès plus profond apparaît sur la région périnéo-anale. Tous ces foyers d'inflammation s'accompagnent d'élancements, de violentes douleurs, de fièvre, et sont suivis de suppuration. Le malade rapporte qu'il ne pouvait tolérer longtemps le même décubitus; se plaçait-il sur le dos, sur le côté ou sur le ventre, il était, au bout de dix minutes, obligé de chercher dans une autre position un soulagement à ses douleurs.

Cet état de souffrance, *de complète insomnie*, de fièvre continue avec quelques frissons et exacerbations à certaines heures du jour et de la nuit, se prolonge pendant trois semaines.

La moins mauvaise position qu'il peut prendre est le décubitus dorsal, les membres inférieurs étant fortement fléchis, écartés, et soulevant le bassin. Ces efforts musculaires lui causent *un épuisement nerveux considérable*, et il suppose que cette fatigue imposée aux muscles des membres inférieurs n'a pas été sans influence sur l'impuissance dont ils ont été frappés.

Vers la quatrième semaine, il a trois ou quatre crises nerveuses, ayant quelque analogie avec les phénomènes dits hystériques ; elles coïncident avec l'apparition de deux panaris situés l'un à l'*index*, l'autre au *médius* de la main gauche. — Ces panaris, me dit M. Cl... qui a longtemps vécu au milieu d'étudiants en médecine, font supposer que la prédisposition à la suppuration n'était pas localisée seulement autour du siége. — Ajoutons, à propos de ces abcès du bassin, que les vaisseaux lymphatiques qui se rendent à la chaîne des ganglions de l'aine leur portèrent quelques éléments d'inflammation, et qu'une adénite non suppurée en fut le résultat.

Lorsqu'au bout d'un mois, ces accidents locaux et généraux cessèrent, le malade constata une faiblesse générale qu'il était loin de soupçonner : il voulut se lever, et ne put le faire. Libre désormais de toute souffrance, il fixa exclusivement son attention sur des phénomènes nerveux qui jusque-là avaient passé inaperçus, ou qui se développèrent successivement; il m'en fait avec une lucidité remarquable l'exposition suivante :

— Je n'ai ressenti, me dit-il, aucune douleur dans le cerveau ; mes idées sont nettes, ma mémoire est conservée. J'ai naturellement la vue courte; mais, depuis quelques jours, je vois double; et cette diplopie semble vouloir augmenter. La bordure supérieure du papier qui tapisse ma chambre, au lieu de m'apparaître droite et horizontale, me semble être en croix. Le trouble que je mentionne dans la vue a pour équivalent moins de finesse dans l'ouïe ; je ne suis pas sourd, mais j'entends dur. Je sens par moments de petites contractions musculaires qui me tiraillent la lèvre inférieure, tantôt à droite, tantôt à gauche; et lorsque j'y porte instinctivement la main, j'y fais naître une sorte d'engourdissement et de formication. Les gencives des mâchoires supérieure et inférieure, la muqueuse de la bouche, sont en grande partie insensibles ; le contact des aliments ne sollicite pas ma langue à les déplacer, afin de rendre la mastication plus complète. J'ai perdu le sens du goût; mes aliments, sucrés ou amers, sont insipides; mais j'ai la parfaite perception de leur température. J'avale difficilement, et, comme on dit vulgairement, quelquefois de travers. Enfin j'éprouve de l'embarras dans la phonation ; ma voix, comme vous l'entendez, est nasillarde; les Z prédominent dans tous les mots que je prononce. — Tels sont les troubles nerveux que je dois vous signaler dans les sens qui siégent près du cerveau.

J'ai ressenti dans le tronc et dans les membres inférieurs et supérieurs des phénomènes non moins remarquables, et qui me font redouter que vous ne puissiez me retirer de l'état où je suis. Ce sont d'abord des fourmillements dans les muscles du bassin avoisinant les foyers des abcès. De ce point de départ, ces fourmillements se sont étendus aux masses musculaires qui remplissent les gouttières vertébrales, à la nuque, puis au cuir chevelu. Ils sont parfois très développés dans les membres inférieurs, surtout quand je les fléchis ou les étends, ou bien encore quand un choc les ébranle. Les mêmes phénomènes se produisent dans les membres supérieurs, mais jusqu'à ce jour, à un plus faible degré. Je ne ressens ni *contractures*, ni *crampes*, ni *douleurs*.

Je ne sais vraiment ce qu'il adviendra de tout cela, mais ce qui me préoccupe le plus, parce que c'est pour moi une gêne incessante, c'est un sentiment de constriction circulaire qui me comprime l'estomac. J'ai beau déboutonner mon gilet de flanelle, lâcher la ceinture de mon pantalon, rien n'y fait; je suis toujours comme ligaturé à la base de la poitrine.

Je vous signale enfin un singulier phénomène : je ne sais où mes jambes sont placées, quand je ne les vois pas; ainsi hier je les croyais étendues parallèlement, et elles étaient réellement croisées. Je ne puis les poser convenablement sur le sol, si je ne les dirige pas de l'œil; si je ne constate pas que mes pieds appuient sur le parquet, mon corps me semble suspendu en l'air par une force invisible; enfin, je laisse tomber de mes mains les objets qu'elles ont saisis, dès que ma vue ne commande plus aux doigts de les tenir fermement : à table, le pain, le couteau, le verre me tombent des mains, si mon attention est distraite un seul instant pendant que je les tiens.

J'ai perdu l'appétit, mais je digère ce que je mange : je ne vais à la selle qu'à l'aide de lavements que je ne peux retenir; j'urine, mais lentement.

A ces renseignements fournis par le malade, je dois maintenant ajouter le résultat de ma propre observation, le jour de son entrée à l'établissement.

M. Cl..., d'une taille au-dessus de la moyenne, est bien constitué; ses traits, qui sont réguliers, expriment l'abattement et la souffrance; les lèvres sont droites; la langue, tirée de la bouche, ne dévie d'aucun côté; elle ne transmet qu'imparfaitement la sensation des corps sapides; la sensibilité de la muqueuse buccale et gingivale est également émoussée. Les pupilles sont dilatées, et les globes oculaires maintenus dans un strabisme légèrement convergent. L'enveloppe cutanée perçoit la *douleur que cause la pression exercée par la pointe d'un instrument aigu; mais la perception des impressions de contact est obtuse, surtout aux extrémités palmaires, à la partie inférieure des jambes et sur les deux pieds.* Assis sur le bord de son lit, le malade peut y rester; il me tend la main et me serre fortement les doigts, mais cet effort n'est que de peu de durée, surtout s'il n'est pas ordonné et soutenu par une énergie et une persistance toutes spéciales de la volonté. Maintenu dans la station verticale, M. Cl... peut rester droit; mais s'il veut marcher, ses jambes sont jetées en avant et non posées, et si la vue et l'attention ne dirigent pas ses mouvements, ses membres inférieurs flageolent et se portent irrégulièrement en tous sens, comme cela s'observe dans l'ataxie locomotrice. Lorsque le malade est remis sur son lit, les membres inférieurs exécutent normalement les mouvements d'extension et de flexion; il les lève horizontalement, et, si je veux fléchir malgré lui la jambe sur la cuisse, je rencontre une résistance qui surprend, eu égard à l'état de faiblesse musculaire que la station verticale faisait supposer. La tendance à la paralysie est d'ailleurs plus manifeste à droite qu'à gauche.

Je savais par expérience que les paralysies qui débutent de cette façon sont insidieuses, qu'elles suivent généralement, quoi qu'on fasse, une marche progressive jusqu'à un certain degré d'aggravation, avant qu'on puisse s'opposer à leur développement, puis obtenir leur guérison : je craignis, je l'avoue, qu'on attribuât cette aggravation à l'action perturbatrice de l'eau froide, et je me bornai, pendant quelques jours, du 18 au 25 mai, à faire prendre au malade du lactate de fer, du quassia amara, et un verre d'eau de Pullna tous les matins. — Les fourmillements, comme il était facile de le prévoir, augmentèrent d'intensité dans les membres inférieurs et supérieurs, la constriction circulaire de la base de la poitrine persista au même degré, et me parut produite par le défaut de contractilité du diaphragme : l'obstacle apporté à la respiration était, en effet, plutôt abdominal que thoracique, l'amplitude des contractions musculaires abdominales était notablement entravée, et cette gêne constante paraissait provenir plutôt du nerf phrénique que des nerfs intercostaux.

Le malade qui, à l'époque de son entrée à l'établissement, pouvait, tant bien que mal, quand il était soutenu par des aides, aller dans son appartement d'une pièce dans l'autre, ne tarde pas à s'affaisser de plus en plus sur lui-même, et l'on est bientôt dans la nécessité de le rouler dans un fauteuil, de son lit à la table où sont servis ses aliments. — A ses repas, on constate un progrès quotidien frappant dans la marche progressive de la paralysie : le défaut de précision dans les mouvements des mains augmente ; il ne peut porter le verre à ses lèvres ; la fourchette lui échappe des mains et est lancée hors de l'assiette ; il mâche lentement et avec peine ses aliments, qu'il trouve toujours dépourvus de saveur. La déglutition surtout est difficile, gênée qu'elle est par un défaut de coordination dans les contractions des muscles du voile du palais et du pharynx ; les boissons sont parfois rejetées par les fosses nasales ; des mucosités filantes dues à l'hypersécrétion des glandes salivaires s'accumulent dans l'arrière-gorge, l'obstruent et provoquent des efforts impuissants d'expuition qui causent une extrême fatigue. La diplopie est toujours très prononcée. Il y a le soir, de cinq à sept heures, un léger mouvement fébrile ; les pommettes sont chaudes et rouges. — L'eau de Pullna, à la grande satisfaction du malade, provoque des selles régulières, mais quelquefois involontaires. Il y a du sommeil et toujours absence de crampes, de contractures et de douleurs.

J'avais, à première vue, et pour me servir de l'expression consacrée, considéré ce trouble de l'innervation portant à la fois sur les systèmes nerveux sensitif et moteur, comme *essentiel*, en ce sens que je rejetais, comme point de départ de tous les accidents, une de ces altérations des centres nerveux que nous avons l'habitude d'appeler organiques. Qu'avons-nous en effet constaté comme fait important d'étiologie ? Un coryza se développe chez un sujet plus robuste en apparence qu'en réalité ; il entretient pendant trois mois une hypersécrétion de mucus nasal, et l'on sait que le mucus et le pus ne sont pas sans analogie. A ce coryza succèdent des abcès qui causent *de violentes douleurs, trois semaines de continuelles insomnies, et qui laissent le système nerveux dans un état d'épuisement général.* — Ces abcès ne sont point dus à une irritation locale qui fait naître, *in situ*, des produits inflammatoires que l'absorption portera dans la circulation ; non, le sang est lui-même modifié dans sa composition ; c'est lui qui charrie des éléments favorables à la production d'un état pyogénique, qu'il localise autour du bassin, puis aux doigts de la main sur lesquels se forment des panaris. C'est ce liquide qui porte aux centres nerveux et aux nerfs périphériques, ou un principe d'intoxication, ou un vice de nutrition, mais, à coup sûr, une cause insuffisante d'excitation nerveuse. Dans ce cas, comme dans ceux de paralysies dites diphthéritiques, il y a un état morbifique général, une sorte de diathèse aiguë, une holopathie qui trouble le système nerveux dans presque toutes ses fonctions, sauf celles de l'intelligence, lesquelles conservent, au milieu de ce désordre, une intégrité digne d'être remarquée.

Le malade viendrait à mourir à cette période de la maladie, on en ferait l'autopsie, on examinerait tous les organes et tous les tissus, en se servant des moyens d'analyse généralement employés dans les hôpitaux, qu'on abandonnerait bientôt le cadavre, en concluant que la mort n'a point été produite par des lésions organiques ; enfin, pour plus de précision et de satisfaction, on dirait : tout cela est purement *nerveux, essentiel.*

On entrevoit facilement que je ne partage pas cette manière de voir. Si le sang, en tant qu'organe, car il n'est pas autre chose, avait, dans ce cas particulier, conservé sa composition et ses propriétés physiologiques, le système nerveux remplirait normalement ses fonctions ; mais comme l'élément morbigène développé ici dans le sang est bien matériel, organique, je ne puis considérer ces paralysies de la sensibilité, qui dans quelques jours vont s'étendre à la myotilité, comme purement *dynamiques, essentielles.*

Je ferai d'ailleurs, en passant, quelques remarques dignes d'être notées.

Une cause morbide *organique générale,* qui, par l'intermédiaire du sang, porte son action sur l'ensemble du système nerveux, perturbe de préférence, au début, les fonctions de la sensibilité, et a pour signe avant-coureur de la paralysie, le *fourmillement* (paralysies hystériques, rhumatismales, névralgiques, etc.).

Une cause toute locale, désorganisatrice, qui altère brusquement certains points de la masse encéphalique ou de la moelle (hémorrhagie, congestion), abolit de préférence une partie des fonctions de la myotilité.

Une cause locale, mais inflammatoire, plus lente à se produire, qui envahit et désorganise progressivement une certaine étendue de la substance nerveuse, développe dans les muscles des *douleurs,* des *contractures,* des *crampes,* et fait naître des paralysies de la sensibilité et de la motilité.

Enfin, au trouble de l'influx nerveux sensitif, dans les cas d'altération du sang, dans les affections dites diphthéritiques, par exemple, succèdent des paralysies de la myotilité, comme M. Cl... va nous permettre de le constater une fois de plus.

J'avais besoin, avant de formuler le traitement, de bien établir le diagnostic de l'affection nerveuse qu'il s'agissait de combattre, et il résulte des réflexions que je viens d'exposer, qu'une altération du sang, l'insomnie et l'épuisement nerveux que cause toute douleur prolongée, avaient produit jusqu'à ce jour une perversion et une abolition partielle des fonctions de la vue, de l'ouïe, de l'olfaction, de la gustation, et surtout celle du *sens musculaire,* sur lequel on a tant discuté dans ces derniers temps. J'en ai conclu qu'il y avait tout avantage à user de la médication reconstituante par excellence, de l'hydrothérapie, tout en reconnaissant qu'elle ne pourrait s'opposer immédiatement à l'aggravation qui allait se produisant dans la maladie. — Nous devons en effet quelquefois, une maladie étant donnée, l'aider à suivre son cours physiologico-pathologique ; notre rôle comme thérapeutistes, n'est point tant de juguler les maladies, en laissant parfois dans l'organisme un épuisement dont les sujets ont peine à se relever, ou dont ils ressentent les effets pendant tout le reste de leur existence, que de suivre pas à pas, de diriger les forces morbigènes, de modifier les causes qui les entretiennent sans fâcheuse perturbation. Telles sont les règles que je m'efforce toujours de suivre et dont j'ai fait, dans ce cas particulier, une avantageuse application.

Du 26 mai au 2 juin, le malade est préparé à recevoir les douches : on le soumet à l'enveloppement dans le drap mouillé, à des ablutions faites à l'aide d'une éponge imbibée d'eau à 15 degrés centigrades, puis à une aspersion générale donnée au moyen d'un arrosoir. Ces opérations sont suivies de frictions qui provoquent une réaction franche et laissent le malade avec un sentiment de bien-être marqué.

Pendant ce traitement hydrique, opéré dans la chambre du malade, les désordres restent stationnaires ou suivent leur marche régulière d'aggravation. Ainsi le trouble de la vue serait le même si la paupière gauche n'était pas devenue impuissante à se relever complétement. Lorsque le malade est assis dans un fauteuil, la tête, inclinée en avant, oscille en tous sens, comme celle des sujets affectés d'une paralysie sénile ; les bras, qui ne peuvent se lever ni se soutenir, pendent à droite et à gauche comme des corps inertes, et si on leur a donné un point d'appui, ils ne peuvent changer de place qu'en se traînant. Les mains sont incapables de saisir aucun objet ; les boissons sont aspirées à l'aide d'un tube recourbé, et souvent rejetées par les fosses nasales ; la déglutition continue d'être d'une extrême difficulté, et les mucosités filantes, toujours très abondantes, la rendent parfois impossible. La force musculaire diminue de jour en jour dans les membres inférieurs comme dans les supérieurs ; le patient qui pouvait encore, il y a quelques jours, soulever horizontalement ses jambes au-dessus de son lit, ne peut maintenant les fléchir et les étendre qu'en les traînant avec peine ; chaque mouvement, même partiel, des orteils ou des doigts, par exemple, excite des fourmillements, par moments intolérables ; la maigreur se prononce de plus en plus ; pour les muscles des avant-bras et des mains, elle a toute l'apparence d'une atrophie aiguë. L'eau de Pullna continue à entretenir la liberté du ventre. Le muscle sphincter du col vésical a cessé de fonctionner, et les contractions énergiques qui d'ordinaire terminent la miction, ne peuvent plus se produire ; enfin le sommeil est plus agité, et le pouls plus fréquent et plus nerveux.

Du 3 au 10 juin, le malade est conduit à la douche ; pour la lui administrer, on l'assied sur une chaise, mais son corps glisse et ne peut s'y maintenir ; on est obligé de l'attacher solidement sur un fauteuil et de fixer également les membres supérieurs. Ces précautions prises, je lui donne une douche en jet dont je modère la force d'impulsion, l'eau ayant la température ordinaire du réservoir, soit 9 degrés centigrades. L'impression de l'eau froide cause une strangulation intolérable, qui n'est que l'exagération de la constriction circulaire déjà notée. Des frictions méthodiques et énergiques, pratiquées pendant un quart d'heure, amènent une franche réaction. A dîner, le malade mange d'un meilleur appétit, mais toujours avec la même difficulté. Une seule douche est ainsi admistrée chaque jour pendant une huitaine, et, sauf le court malaise mentionné plus haut, elle est très bien supportée.

Cependant nous n'obtenons aucune amélioration dans l'état général des troubles nerveux; bien au contraire, aux désordres de la sensibilité s'ajoutent, d'une manière de plus en plus évidente, ceux de la myotilité : le malade va perdant de jour en jour la faculté de se mouvoir, et les fourmillements restent les mêmes.

Du 10 au 20 juin, M. Cl..., dont les fonctions psychiques sont toujours bien conservées, insiste sur le malaise que lui cause la cuirasse de fer qui enserre sa poitrine, sur l'impression singulière que lui transmettent ses mains qui lui semblent gantelées de plomb; enfin, et principalement sur la fatigue qu'il ressent dans les régions qu'une complète immobilité condamne à une compression permanente. Les digestions sont excellentes, l'appétit se soutient ; cependant la maigreur atrophique augmente notablement, surtout aux membres supérieurs et inférieurs.

J'ajoute aux agents pharmaceutiques déjà ordonnés, au lactate de fer, au quassia amara, au vin de quinquina, à l'eau de Pullna, deux gouttes de teinture de noix vomique à l'intérieur, et un liniment contenant de la même teinture pour frictions. J'ai, en outre, l'intention d'user de l'électricité généralisée, puis localisée. Les douches, d'autre part, sont prises deux fois par jour, et bien supportées.

Du 20 au 30 juin, l'amyosthénie augmente progressivement; le 25 juin, tout le corps n'est plus qu'une masse inerte, complétement privée de mouvement. Le malade ne peut ni fléchir, ni étendre les doigts ni les orteils; ses membres, placés dans une situation quelconque, y restent indéfiniment; et comme la sensibilité à la douleur est conservée en même temps que l'intelligence, le malade se plaint des tourments que lui fait endurer ce *cadavre*, qui, dans cet étrange état de mort extérieure, serait reçu avec intérêt à l'amphithéâtre, à titre de cas curieux. M. Cl..., d'un esprit tant soit peu voltairien, cherche, par ces plaisanteries, à scruter le fond de ma pensée; il a peine à concilier ses craintes sérieuses de perdre la vie avec l'encouragement que lui donne mon impassible tranquillité.

Le 28 juin, je le soumets à l'action d'un courant électrique induit, interrompu et généralisé, suivant la méthode du docteur Dropsy (de Prague). Quatre électrodes en rapport avec l'un des pôles de la machine sont placés, un premier au sinciput, un second à la nuque, un troisième sur le rachis, au niveau des lombes, un quatrième sur la région épigastrique; et quatre autres électrodes, en rapport avec l'autre pôle de la pile, sont fixés à la plante des pieds et dans la paume des mains. Le courant électrique, interrompu par les vibrations du trembleur, est d'ailleurs aussi faible que possible ; j'en règle la force sur l'impression que reçoit le malade et qui ne doit pas dépasser un très léger fourmillement au point de contact des électrodes. On comprend facilement que, dans cette disposition donnée aux appareils, le courant doit parcourir le tronc et toutes les branches de l'arbre nerveux.

Cette électrisation, continuée pendant une demi-heure, laisse après elle un réel sentiment de soulagement et de bien-être; la circulation semble produire plus de calorique intérieur, et les douches paraissent également plus salutaires ; l'influx nerveux, en un mot, est modifié dans la dose d'excitation qu'il porte à tous les organes. Ce traitement, dans lequel l'hydrothérapie tient d'ailleurs toujours la plus grande place, ne produit pas encore une amélioration bien sensible ; mais, néanmoins, la paralysie est manifestement arrêtée dans sa marche progressive.

Du 1er au 10 juillet, je substitue à l'électrisation généralisée, l'électrisation localisée. Au premier moment il me semble que les muscles qui, lors de l'entrée du malade, étaient contractiles sous l'action du courant électrique, ont perdu cette propriété ; mais l'expérimentation me démontre que cette crainte n'est pas entièrement fondée. L'électrisation, il est vrai, n'a d'abord produit aucune contraction appréciable dans les muscles des membres, mais c'est une question de quantité dans la force du courant ; car en le portant à un degré de puissance qui, pour une personne en santé, serait intolérable, je parviens à faire contracter les muscles fléchisseurs de l'avant-bras et des cuisses ; quant à ceux des jambes, je n'y peux réellement déterminer aucune contraction appréciable, alors même qu'un des électrodes est appliqué sur le nerf poplité externe à son passage au-dessous de la tête du péroné. Après cette première séance d'électrisation, le malade m'exprime très positivement que ses membres lui semblent moins lourds, et que le gantelet de plomb qui lui pesait à l'extrémité des bras est manifestement plus léger.

Les jours suivants, la fatigue que cause l'immobilité générale à laquelle il est condamné devient pour lui un véritable supplice ; il faut, la nuit comme le jour, qu'on change le tronc de place d'heure en heure ; en le retournant tantôt à droite, tantôt à gauche, et qu'on le maintienne sur le côté à l'aide d'un drap roulé, car autrement il retomberait dans le décubitus dorsal qui a ici ses dangers ; le sacrum enflammé pouvant donner lieu à une de ces eschares qui compliquent si souvent les longues et graves maladies.

Nous ne constatons pas encore de changement dans la motilité, mais M. Cl... a le sentiment qu'il s'opère d'heureuses modifications dans son état nerveux ; il a la conscience qu'il guérira.

Du 10 au 20 juillet, nous observons enfin des signes manifestes d'amélioration ; ainsi la paupière gauche se relève comme la droite ; la diplopie est beaucoup moindre : l'appétit, peu développé jusqu'ici, se fait sentir aux heures des repas : la prononciation est plus facile ; les aliments qui semblaient se changer en terre en entrant dans la bouche, sont sapides ; la déglutition n'est plus gênée au même degré par ces mucosités filantes que M. Cl... avait tant de peine à chasser de l'arrière-cavité de la bouche ; les doigts se fléchissent et s'étendent légèrement sous la seule influence de la volonté ; le membre inférieur gauche peut se déplacer, et la jambe se rapprocher un peu de la cuisse, mais elle glisse bientôt dans la position horizontale, faute de pouvoir se maintenir dans la flexion.

Du 20 au 30 juillet, les heureux effets du traitement deviennent de plus en plus évidents ; les doigts opèrent des mouvements chaque jour plus étendus ; bientôt l'avant-bras peut se fléchir et se traîner jusque sur la poitrine ; la tête, qui ne pouvait que glisser latéralement sur l'oreiller, se soulève et se déplace facilement ; à la fin du mois de juillet, les membres inférieurs peuvent s'élever horizontalement et se replacer volontairement sur le lit, bien que le courant électrique soit encore impuissant à faire étendre et fléchir les orteils. Enfin, une érection suivie de pollution a lieu pendant la nuit, et, phénomène digne d'être remarqué, tous les muscles deviennent sensibles et douloureux, à ce point que le jet de la douche doit être diminué dans sa force d'impulsion.

Du 1er au 15 août, le massage est ajouté à l'ensemble du traitement. M. Laisné, artiste dont la force athlétique est toujours dominée par une volonté intelligente, est chargé de le pratiquer, et cette gymnastique qui stimule les muscles, sans surexciter le système nerveux, qui rend la souplesse aux articulations, vient me prêter un utile concours. — Bientôt les heureuses modifications qui s'opèrent dans l'organisme entier frappent tous les yeux. Le malade, fier des conquêtes que chaque jour lui apporte, rentre en possession de lui-même; le teint perd sa pâleur et son émaciation; M. Cl..., soutenu sous les aisselles, peut faire quelques pas et les coordonner; il peut porter lui-même quelques aliments à sa bouche; enfin l'*hyperesthésie cutanée* et les fourmillements tendent à diminuer d'une manière générale.

Du 15 au 30 août, M. Cl... peut recevoir la douche debout; il me demande d'en augmenter la force et d'en prolonger la durée, tant il se trouve réconforté quand il l'a reçue; il fait quelques pas dans sa chambre en prenant des points d'appui sur les meubles; l'électricité ne peut plus être supportée au courant *maximum*; les pieds opèrent des mouvements d'extension et de flexion; la déglutition est facile; la diplopie a complétement disparu; le goût des aliments est perçu d'une manière normale.

Le 31 août, le malade peut écrire une lettre et se rendre aux salles de traitement sans autre appui que celui d'une canne.

Du 1er septembre au 2 octobre, jour de sa sortie de l'établissement, M. Cl... prend ses repas à la table commune; il fait des promenades de plus en plus longues. L'électricité, le massage, la noix vomique sont supprimés; l'hydrothérapie seule consolide et complète la convalescence, justifiant ainsi les espérances que M. Briquet avait à bon droit placées dans son efficacité.

Le lecteur a sans doute arrêté son attention sur la cause probable de cette paralysie, sur sa marche progressive, sur les désordres qui l'ont caractérisée, enfin sur les divers moyens auxquels j'ai eu recours pour la combattre. J'ai exposé les réflexions que m'avait suggérées l'examen du malade avant de le mettre en traitement; je désire encore insister un moment sur quelques phénomènes morbides qui portent avec eux un certain enseignement, et rechercher si cette simple observation est de nature à jeter quelque jour sur la question encore si obscure de certaines paralysies.

J'ai signalé pendant la marche progressive des accidents, la diplopie, le tiraillement des lèvres, le fourmillement.

Les praticiens ont certainement remarqué, comme moi, la fréquence de la diplopie dans les paralysies dont la marche est progressive, ils ont également reconnu que ce trouble de la vision, qui résulte d'un dérangement dans le parallélisme des deux axes visuels et de la sensation de deux images sur deux points différents de chaque rétine, est souvent le signe avant-coureur des désordres qui vont ultérieurement se produire dans les fonctions de la sensibilité et de la motilité.

Ils savent qu'on en peut dire autant de la contraction spasmodique et fibrillaire des muscles; bien des malades frappés de paralysie, quand on appelle leur attention sur ces contractions imperceptibles pour l'observateur, reconnaissent qu'ils les ont ressenties longtemps auparavant, soit dans les paupières, soit dans les lèvres, soit encore dans un point limité des membres. Personne d'entre nous n'ignore que, quand de pareils phénomènes sont signalés, il faut se tenir sur ses gardes, redouter des accidents plus sérieux et traiter le malade en conséquence.

Les fourmillements, les engourdissements ressentis dans les extrémités des membres donnent des avertissements encore plus pressants. Il est cependant une variété de fourmillements généraux qui méritent plus particulièrement d'être signalés, en raison de leur valeur sémiotique; ils ont eu chez M. Cl... une importance exceptionnelle, eu égard à la marche de la maladie, et je dois m'y arrêter un instant. On se rappelle combien il insistait sur les fourmillements qu'il ressentait autour du bassin, sur le tronc, dans les membres, fourmillements que la compression et le frottement des tissus rendaient par moments intolérables. Rien n'épuise l'influx nerveux comme ces fourmillements; quand ils existent chez des sujets chloro-anémiques ou hystériques, on peut prévoir qu'ils seront suivis d'anesthésie et d'amyosthénie. Ils ont donné chez M. Cl... plus de précision à mon diagnostic; ils m'ont indiqué que j'avais affaire à des troubles nerveux provenant d'une altération organique générale, non localisée dans un point des centres nerveux, à un état particulier du sang réagissant sur les systèmes nerveux central et périphérique. En pouvait-on douter quand on voyait les nerfs olfactifs, les nerfs moteurs oculaires communs, pathétiques, et oculaires externes, les nerfs auditifs, les nerfs trijumeaux, etc., en un mot, tous les nerfs qui naissent du cerveau, de la protubérance et du bulbe, être plus ou moins troublés dans leurs fonctions? En effet, l'olfaction, l'audition, la gustation, la phonation, la déglutition, la sécrétion des glandes salivaires, l'acommodation des globes oculaires à la perception des images, toutes ces fonctions ont été, à des degrés divers, morbidement affectées; et l'on peut dire avec certitude que le point de départ de toutes ces semi-paralysies a été réellement localisé dans le cerveau ou vers ses pédoncules.

Chez M. Cl..., la paralysie a marché de haut en bas; elle a d'abord porté sur les sens dont les nerfs prennent naissance au-dessus de la moelle, puis elle a envahi les nerfs des membres supérieurs et inférieurs, mais en affectant encore pour ceux-ci la sensibilité avant la myotilité, le *sens musculaire* avant le mouvement. — L'impossibilité de tenir de menus objets entre les doigts, de reconnaître quelle était la position des membres inférieurs quand ils étaient dérobés à la vue, et de coordonner leurs mouvements, a précédé la paralysie motrice proprement dite. Le sens musculaire était déjà aboli que les membres développaient encore une force considérable.

Un autre fait d'une réelle importance ressort encore de cette observation, et je suis certain qu'il n'a point échappé à l'attention du lecteur. L'état morbide a porté son action perturbatrice tout à la fois sur les centres nerveux cérébral et rachidien, et sur les nerfs qui en émanent; mais il a respecté tout le système nerveux de la vie purement organique; les ganglions et les branches nerveuses qui s'y rendent ou qui en sortent sont restés indemnes, et, grâce à ce privilége dont jouit souvent le système nerveux du grand sympathique, la vie a été sustentée, et il nous a été possible, en usant de toutes les ressources de la thérapeutique, de ramener les éléments du sang à leur type physiologique, et de relever les fonctions de l'innervation, de la paralysie qui les avait successivement envahies. La respiration, la déglutition, la digestion, la circulation, les sécrétions des glandes abdominales ont été respectées; mais on ne peut cependant en dire autant de la nutrition et de l'assimilation générales; elles ont l'une et l'autre subi à la fin l'influence des troubles nerveux, et l'atrophie musculaire a été la conséquence de leur perturbation.

Cette régularité des grandes fonctions végétatives, au milieu de ce désordre général, est propre à jeter quelque lumière sur le rôle encore si obscur du grand sympathique; et de même que nous avons vu tout à l'heure un état morbide mettre clairement en évidence le sens musculaire, nul doute que la perturbation exclusive de telle ou telle fonction ne conduise les observateurs à des connaissances plus précises sur la physiologie de la nutrition, par exemple. J'entrevois, quant à moi, dans cet ordre d'idées, un vaste champ d'études où des questions d'un haut intérêt scientifique et pratique pourront trouver leur solution.

Je viens d'insister sur les faits ayant trait à la physiologie et à la pathologie, qui, dans cette observation, m'ont paru dignes de quelque intérêt; je dois encore, avant de terminer, vous dire quelques mots des traitements qui ont été suivis.

L'étiologie bien établie, la médication a trouvé facilement sa base rationnelle : à l'état holopathique, à l'altération du sang, aux troubles généraux du système nerveux, a été opposée la médication perturbatrice et reconstituante du sang par excellence, l'hydrothérapie, à laquelle nous avons joint subsidiairement le fer et la noix vomique; les désordres locaux ont été combattus par l'électrisation, le massage, l'eau de Pullna, etc., et bientôt l'association de ces derniers moyens a produit les meilleurs résultats. Les forces morbides dirigées, puis maîtrisées, ont de nouveau subi l'empire de la loi physiologique, et toutes les fonctions nerveuses se sont enfin exécutées normalement.

J'aurais pu, dans cette circonstance, adopter une méthode unique et m'en tenir purement et simplement à l'hydrothérapie, qui seule aurait certainement ramené le malade à la santé; mais je crois qu'il est du devoir du médecin de ne point s'astreindre à obéir servilement aux calculs, aux exigences d'un système; je crois devoir être, dans l'intérêt de mes malades, non pas exclusivement hydropathe, mais thérapeutiste. L'hydrothérapie est la plus puissante des médications qu'on puisse opposer à la plupart des maladies chroniques; elle a le grand avantage de remédier à des accidents immédiats, d'arrêter leur marche progressive et de régénérer l'économie, sans jamais la spolier, l'affaiblir; mais, quelle que soit son efficacité, elle ne peut seule répondre à toutes les indications, et je constate tous les jours les merveilleux résultats qu'elle peut produire, quand on l'associe à l'ensemble des autres moyens que la thérapeutique met à notre disposition. Sous l'influence de son action stimulante et révulsive, le vaste réseau nerveux et vasculaire qui s'épanouit sur tout le tégument, les circulations sanguine et lymphatique générales, l'innervation, la contractilité musculaire, sont fortement excitées. Refoulés à l'intérieur par la sidération instantanée de la douche, rappelés à l'extérieur par une vive réaction, le sang, l'influx nerveux sont sollicités à opérer le travail mystérieux qui élabore, dans de nombreux foyers de transformation, les éléments réparateurs transmis par la digestion et la circulation. Si telle est bien réellement l'action physiologique de l'eau froide, et l'on ne peut douter qu'il en soit ainsi, on doit facilement comprendre que l'hydrothérapie est surtout efficace lorsque les forces de l'organisme réagissent seules contre la perturbation qu'elle leur fait subir. Si le malade, au sortir de la douche, se trouve dans une atmosphère d'une température de 20 à 30 degrés, il lui emprunte, pour réagir, une partie du calorique qu'il aurait dû développer lui-même, et l'effet thérapeutique est imparfaitement obtenu. Aussi, y a-t-il un choix à faire parmi les malades qu'on veut soumettre au traitement hydrique ; aux uns, les saisons chaudes et tempérées conviennent mieux, tandis que pour les autres la saison d'hiver est préférable. J'obtiens en ce moment, par une température de plusieurs degrés au-dessous de zéro, des effets révulsifs que j'ai vainement cherché à provoquer pendant l'été.

Il y a encore de belles pages à écrire sur la balnéation envisagée au point de vue des effets physiologiques qui modifient les états morbides; et lorsque l'on considère que le médecin a pour objet de ses observations l'organisme du plus parfait, du plus sensible, du plus impressionnable de tous les êtres, on comprend quelle satisfaction il doit éprouver quand, maître des forces déréglées de la maladie, il les conduit d'une main sûre vers l'accomplissement physiologique des fonctions perturbées et surtout lorsqu'il a la certitude de guérir des sujets condamnés fatalement à la mort ou à de cruelles infirmités.

PARIS. — Typographie FÉLIX MALTESTE et Ce, rue des Deux-Portes-Saint-Sauveur, 22.